DEUX OPÉRATIONS CÉSARIENNES

PRATIQUÉES A L'HOPITAL SAINTE-EUGÉNIE.

Avoir à pratiquer, à quelques jours de distance, deux opérations césariennes dans le même hôpital, dans les mêmes conditions hygiéniques, est une bonne fortune que l'on rencontre rarement et qui mérite d'attirer toute notre attention, d'autant plus que les causes qui ont nécessité l'intervention de l'accoucheur ne se ressemblaient nullement, et que l'état constitutionnel des deux opérées présentait aussi de notables différences.

Mais ce qu'il faut avant tout remarquer, c'est que, dans les deux cas, la mort des enfants était certaine sans l'opération qui fut faite, et que, dans ces deux cas aussi, par toute autre intervention chirurgicale, la vie des deux mères était fatalement compromise. On oublie trop que l'on doit sauvegarder deux vies également précieuses, et que l'enfant, autant que sa mère, a droit à toute notre sollicitude, car la question du baptême prime toutes les autres.

Ne voyons-nous pas, du reste, dans des pays protestants, en Amérique, où le point de vue religieux est relégué au dernier plan si tant est qu'on s'en occupe, l'hystérotomie donner des succès si nombreux et si remarquables que, pour tout esprit impartial, en lisant les résultats publiés par le Dr Harris, il ne saurait rester l'ombre d'hésitation pour le choix à faire entre la céphalotripsie et l'opération césarienne.

Notre collègue M. Eustache a rendu un véritable service à la science, à l'humanité et à la religion en traduisant le mémoire du médecin de Philadelphie (1).

Que l'on n'hésite pas à opérer *à temps, sans tenter d'autres procédés*, et l'on aura des succès qui toujours iront en s'affirmant de plus en plus. C'est ce que l'on peut constater pour les autres grandes opérations qui se pratiquent dans la région abdominale : les hernies étranglées, l'ovariotomie.

Les deux hystérotomies, objet de ce travail, ont été nécessitées l'une pour une exostose du sacrum, l'autre pour une ostéomalacie remontant à douze ans et ayant à chaque grossesse (depuis cette époque, il y en a eu trois) fait des progrès de plus en plus prononcés.

---

(1) Voir *Journal des Sciences médicales de Lille*, mai 1879, et *Archives de Tocologie*, même année.

PUBLICATIONS DU JOURNAL DES SCIENCES MÉDICALES DE LILLE.

DEUX OPÉRATIONS CÉSARIENNES

Pratiquées à l'Hôpital Sainte-Eugénie,

AVEC SUCCÈS POUR LES DEUX ENFANTS ET POUR UNE DES DEUX MÈRES

PAR

M. le Dr A. VANVERTS,

Professeur de clinique obstétricale à la Faculté catholique de Médecine de Lille.

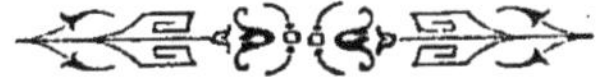

PARIS,

LIBRAIRIE J.-B. BAILLIÈRE ET FILS,

49, RUE HAUTEFEUILLE, 49

(près le boulevard Saint-Germain).

1879.

PUBLICATIONS DU JOURNAL DES SCIENCES MÉDICALES DE LILLE.

DEUX OPÉRATIONS CÉSARIENNES

Pratiquées à l'Hôpital Sainte-Eugénie,

AVEC SUCCÈS POUR LES DEUX ENFANTS ET POUR UNE DES DEUX MÈRES,

PAR

M. LE Dr A. VANVERTS,

Professeur de clinique obstétricale à la Faculté catholique de Médecine de Lille.

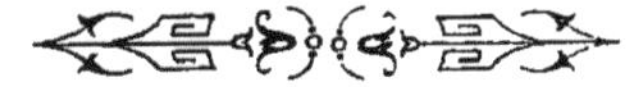

PARIS,

LIBRAIRIE J.-B. BAILLIERE ET FILS,

19, RUE HAUTEFEUILLE, 19

(près le boulevard Saint-Germain).

1879.

PREMIÈRE OBSERVATION.

Exostose du sacrum.

Le **3** juillet **1879**, à cinq heures du soir, entrait à l'hôpital Ste-
Eugénie la nommé X., âgée de **27** ans, à terme, éprouvant les
premières douleurs de l'enfantement. L'interne du service, en
pratiquant le toucher, fut surpris de sentir au détroit supérieur la
tête déjà prête à descendre dans l'excavation, formant une tumeur
arrondie dont on pouvait déterminer le contour, avec un col ad-
mettant à peine l'extrémité du doigt, encore long et n'ayant pas
pris part au travail de dilatation de la partie inférieure de l'utérus.
En cherchant à constater les diamètres du détroit supérieur, il
rencontra en arrière une tumeur dure, non mobile, très-sensible
au toucher, occupant l'excavation pelvienne, remontant le long de
la face antérieure du sacrum et venant s'insérer sur la première
pièce de cet os au-dessous de l'angle sacro-vertébral, couvrant la
seconde vertèbre et diminuant le diamètre antéro-postérieur de
telle façon qu'en poussant le doigt aussi haut que possible pour
arriver jusqu'au promontoire, le diamètre sacro-sous-pubien était
de 9 cent., ce qui, en défalquant 1 cent. 1/2, laissait une ouver-

ture de 7 cent. 1/2. Cet examen fut répété par les autres internes, et le diagnostic fut confirmé par eux.

Les douleurs de la femme, sans être très-vives, continuant et se renouvelant toutes les dix minutes, je fus immédiatement averti. Je reconnus toutes les particularités signalées plus haut; et de plus, par le toucher vaginal en mesurant le diamètre partant de la partie inférieure de la tumeur jusqu'à l'angle sous-pubien, je trouvai 7 centimètres, ce qui, après défalcation d'un demi-centimètre, nous laissait dans l'excavation 6 cent. 1/2. Cette tumeur semi-ovoïde est adhérente en haut, libre à sa partie moyenne et à son extrémité inférieure. Elle représente assez bien au toucher un œuf dur coupé par moitié dans sa longueur. Cette femme n'ayant jamais éprouvé, même à la fin de sa grossesse, de gêne pour aller à la selle, je constatai par le toucher rectal qu'à la partie inférieure, l'intestin se trouvait situé un peu à gauche et derrière la tumeur; plus haut il s'en écartait en se dirigeant franchement à gauche. En portant le doigt aussi haut que possible, en passant derrière l'exostose, on arrivait à son point d'implantation qui semblait large de 1 cent. 1/2 à 2 cent. environ. On pouvait donc, par le vagin et par le rectum, circonscrire la tumeur dans toute son étendue.

A l'extérieur, en examinant le sacrum et les os iliaques, il était facile de remarquer que la fesse gauche était plus saillante que la droite, et en pressant en cet endroit on sentait une induration qui n'existait pas de l'autre côté. Il y avait une légère ensellure.

Bien que portant au cou des traces nombreuses de cicatrices d'abcès scrofuleux, cette fille est fortement musclée et jouit, en ce moment, d'une excellente santé.

Voici ce qu'elle nous raconte : élevée jusqu'à vingt-six ans dans un orphelinat, elle en sortit, il y a peu de temps, et ne tarda pas à être enceinte. Sa grossesse fut très-régulière : aucune gêne ne lui fit craindre la présence d'un obstacle à l'accouchement. Il est impossible de rapporter cette exostose à la syphilis dont on ne trouve aucune trace. Pas d'œdème des extrémités.

L'auscultation fait entendre les doubles battements à gauche et en bas. Malgré l'étude la plus attentive, il est impossible de constater le souffle utérin en quelqu'endroit qu'on le recherche. J'insiste sur ce point qui a une grande importance.

Dans la nuit du 3 au 4, les douleurs sont légères et permettent quelques heures de sommeil.

Dans la journée du 4, les contractions sont plus fréquentes, plus fortes ; mais le col reste toujours dans les mêmes conditions, sans dilatation plus notable. Dans la soirée, elles deviennent très répétées, très accentuées et, vers une heure du matin, les membranes se rompent sans que le col ait subi de modification.

Averti dès le matin (4 heures 1/2), quelques heures après l'écoulement du liquide amniotique, je procède, vers six heures, à l'opération.

Il est bon d'insister sur la rapidité de l'intervention chirurgicale, car c'est là une des conditions de succès, non seulement pour l'enfant, mais encore pour la mère. C'est parce que l'on attend trop longtemps que les enfants viennent morts ; c'est pour la même raison, qu'en dehors de toute tentative par la crâniotomie ou par la céphalotripsie, on met la femme, surmenée, épuisée par un travail prolongé, dans l'impossibilité de résister au choc de l'opération, ou dans des conditions telles que l'utérus, à la suite de contractions répétées sans profit pour le résultat final du travail, ne se rétractera plus quand il le faudra, ou sera dans un état d'éréthisme qui le prédisposera aux inflammations, aux suppurations et à tous les accidents qui acccompagnent les grands traumatismes.

X... supporte très-difficilement le chloroforme et, dès les premières inspirations, elle est prise de nausées, de vomissements, qui contrarient beaucoup le travail opératoire.

L'incision sur la ligne blanche, d'une étendue de 16 centimètres environ, contournant l'ombilic à droite, met à nu l'utérus qui vient faire saillie entre les lèvres de la plaie.

Je saisis l'occasion d'étudier, d'après l'invitation de M. Depaul, le souffle utérin sans battements qui, suivant cet illustre accoucheur, se passe dans les artères utérines et ovariennes.

Le sthétoscope est appliqué sur la paroi antérieure de l'utérus et, malgré la plus grande attention, il m'est impossible de percevoir le moindre bruit. J'ajoute, ainsi que je l'ai dit plus haut, que ce souffle n'avait pu être entendu avant l'opération. Cela tenait-il à des contractions utérines indolores pendant le premier examen, comme aussi à une réaction de l'organe, surexcité par le contact direct du sthétoscope ? Je l'ignore. Mais, ce que je puis affirmer, c'est que le bruit ne se passe pas, comme le pense M. Stoltz, à l'endroit de l'insertion du placenta. Car, comme nous le verrons dans un instant, il s'insérait sur la face antérieure de la matrice, juste aux points où fut appliqué l'instrument, et, je le répète, aucun souffle ne se fit entendre.

« Le sang artériel, dit le professeur de Strasbourg, poussé dans
» la matrice, trouve à l'endroit de l'insertion du placenta, les
» sinus utérins, cavités larges et anfractueuses dans lesquelles le
» sang s'épanche. En passant d'une ouverture étroite dans un
» réservoir large, il fait irruption et ce passage est accompagné
» d'un bruit semblable à celui que l'on entend en rapprochant
» assez vivement les parois d'un soufflet écarté. »

A peine l'utérus est-il incisé, qu'un jet de sang énorme s'échappe dans toute l'étendue de la plaie. L'incision est rapidement complétée, la main détache le placenta et les membranes qui sont extraits les premiers, et l'enfant du sexe masculin, qui était en première position du sommet, est amené au dehors, sans difficulté, en excellente santé.

Les sinus utérins, très développés, pouvant permettre l'introduction d'un tuyau de plume d'oie, donnent du sang à profusion. L'utérus ne se rétracte pas. Il est certain que l'emploi du chloroforme à haute dose doit, ainsi que des auteurs américains, Harris en particulier, l'ont signalé, nuire à cette rétraction. Comme complication, l'opérée fait constamment des efforts d'une violence inouïe qui aboutissent à des vomissements de bile verte.

Dix fois, il faut doubler la dose de chloroforme pour arrêter ces contractions de l'estomac et des parois abdominales. Le sang, pendant ce temps, coule de plus en plus. Plusieurs fois, un paquet considérable d'intestins est projeté au dehors, malgré les efforts de tous les aides. A chaque tentative, les mains de cinq jeunes gens vigoureux sont appliquées sur l'ouverture de la plaie, dont on serre les bords. Malgré cela, pour peu que l'on soit surpris, que l'on arrive trop tard, les mains sont soulevées, repoussées et les intestins font hernie. On ne saurait se faire l'idée de la force qu'il faut opposer dans ce cas. Pendant une heure et demie les mêmes efforts se répètent.

Pour en finir, j'applique sur l'utérus quatre points de suture de catgut phéniqué. Mais le sang continuant de faire irruption dans l'espace des sutures, j'en applique quatre nouvelles entre les premières et l'utérus est remis en place.

La cavité abdominale est nettoyée avec le plus grand soin avec des éponges neuves, imbibées d'alcool phéniqué ; la plaie extérieure est réunie par des sutures profondes enchevillées, comprenant le péritoine et par des sutures superficielles entrecoupées ; à la partie inférieure de là plaie, on place un drain qui ne peut guère pénétrer. — Bandelettes de sparadrap très serrées, — ouate phéniquée, — bandage compressif.

Disons, en passant, qu'avant, comme pendant l'opération, les soins les plus minutieux de propreté ont été observés. A plusieurs reprises les mains sont plongées dans de l'eau additionnée d'alcool phéniqué. Ces soins ont, à mon avis, une grande importance.

1er jour, 5 juillet. — Vomissements répétés. — La malade laisse aller un ver par la bouche. — Pouls, 120 ; temp., 38°. — Vessies de glace sur l'abdomen et sur la région épigastrique.

2e jour, 6. — Vomissements bilieux abondants ; météorisme inquiétant. Bandelettes de sparadrap moins serrées.—Pouls, 110 ; temp., 38°. — Plaie en bon état ; léger suintement séro-purulent par la partie inférieure de l'incision.

3e jour, 7. — Même état ; les vomissements cessent. — Purgatifs légers. — Pouls oscillant de 120 à 124 ; température normale.

8, 9, 10, idem.

11 juillet. — Météorisme plus prononcé, face grippée. — Les boissons prises avec excès ramènent les vomissements. Évacuation par la bouche d'un nouveau lombric. — Vessies de glace ; infusion d'anis.

12. — État beaucoup plus satisfaisant ; météorisme moindre. — Jamais le ventre n'a été le siége, dans aucun point, de la plus légère sensibilité. — Écoulement séreux par la partie inférieure de la plaie. A la suite d'un léger choc, l'épingle de la suture inférieure se détache pendant le pansement.

13 , 14 , 15 , 16. — Enlèvement des sutures. Suppuration aux points correspondant aux sutures enchevillées. En haut et en bas , vu le gonflement causé par le météorisme , les bords de la plaie se sont écartés ; nous n'avons pas de réunion par première intention. Diarrhée sans gravité.

17, 18, 19, 20, etc. — État de plus en plus satisfaisant. — La température , prise tous les jours , n'a jamais dépassé 38 degrés et quelques dixièmes.

Le 28 juillet , la malade se lève ; on la place sur un fauteuil et elle fait quelques pas dans l'appartement.

12 août. — L'opérée, complètement remise, se promène dans les jardins de l'hôpital et demande sa sortie.

Insistons sur trois circonstances qui ont fait courir à l'opérée les plus grands dangers :

1° Les vomissements pendant et après l'opération ;

2° L'insertion du placenta sur la paroi antérieure de l'utérus ;

3° L'emploi prolongé du chloroforme pendant deux heures et demie, à dose considérable.

On ne peut se faire l'idée des difficultés et des retards que des vomissements violents et continus amènent pendant le cours d'une opération de ce genre. Vingt fois et plus , au moment de faire une incision , de pratiquer une suture, il fallait s'interrompre , et souvent, malgré les plus grandes précautions , les intestins étaient violemment projetés au dehors. Il faut à ces viscères et au péritoine une tolérance extraordinaire, dans certains cas, pour supporter de pareils froissements sans manifester les jours suivants la plus légère réaction inflammatoire. Pas une seule fois, depuis l'opération, nous n'avons par la palpation constaté de sensibilité abdominale. Cette fille est, du reste, sujette aux vomissements ; car si elle prend du liquide en trop grande abondance, si elle ingère du jus de viande, du bouillon avec répugnance, les vomissements reparaissent avec la plus grande facilité onze jours après l'opération. Ces efforts répétés n'ont pas empêché la plaie de se réunir par première intention dans une certaine partie de son étendue.

Le second point qu'il est bon de signaler, c'est l'insertion du placenta sur la paroi antérieure de l'utérus, complication d'une extrême gravité signalée par tous les auteurs. C'est dans ces cas que l'on a employé avec succès l'amputation utéro-ovarienne, dite à tort opération de Porro, car le mérite en revient tout entier à Storer, de Boston, qui la fit pour la première fois en 1869, tandis que le médecin de Pavie ne la tenta qu'en 1876. Depuis cette époque, il est vrai, le chirurgien italien éleva cette opération à la hauteur d'une véritable méthode. La pensée d'une telle audace m'avait jusque-là stupéfait. Eh bien ! en présence d'un flot de sang jaillissant de toute part par des sinus béants, j'ai compris cette audace : pendant un moment, j'ai hésité à pratiquer l'enlèvement de l'utérus, et dans un cas donné, j'aurai sous la main l'appareil instrumental nécessaire pour le faire.

Mais une considération morale m'arrêta.

A-t-on le droit, sans nécessité absolue, de priver une femme des organes qui la font ce qu'elle est ? Peut-on, si l'on a d'autres ressources, la priver de son droit à la maternité ? Peut-on, si elle est mariée, se rendre maître, sans le consentement du mari, de ce qui constitue son sexe, de son avenir ? Toutes ces pensées, se heurtant rapidement dans mon esprit, arrêtèrent ma main. J'en suis heureux aujourd'hui, puisque des sutures ont vaincu l'hémorrhagie et ont ainsi démontré que, dans les circonstances les plus critiques, il y a lieu de tenter, avant tout, autre chose que l'amputation utéro-ovarienne.

Les opinions des auteurs varient touchant les sutures des parois utérines. Elles sont en général repoussées, sauf par les Américains qui les recommandent en insistant sur l'emploi du fil d'argent, et qui repoussent le catgut comme pouvant se desserrer, se détacher et ramener l'hémorrhagie. Cette observation ne me semble pas rationnelle ; car avec le fil d'argent, s'il n'est pas tordu convenablement, le même inconvénient pourra se produire, et de plus, pour peu que les parois utérines soient friables, l'on a à craindre les déchirures avec le fil d'argent plus facilement qu'avec le catgut. Le tout est de faire la suture avec soin.

Mais, revenons sur le côté moral de l'opération de Porro, signalé plus haut.

J'ai été heureux de trouver dans un journal italien (*la Scienza italiana*, avril 1879), la relation d'une opération césarienne avec amputation utéro-ovarienne, suivie de succès. Ce mémoire, lu à l'Athénée de Brescia par le docteur Pérolio, rend compte d'un fait appartenant au docteur Rota. Voici l'analyse de ce travail qui contient des remarques dignes de toute notre attention.

« Le 6 mai 1878 est entrée à la Maternité de Brescia une jeune fille rachitique, primipare et au cinquième mois de sa grossesse ; d'une taille de 1 mètre 19 cent., elle ne présentait que 6 cent. 1/2 pour le diamètre sacro-pubien et un peu plus de 5 cent. pour le diamètre oblique droit : en outre, son bassin était très incliné ; par conséquent, on devait regarder comme certainement fatale pour l'enfant l'embryotomie au terme de la grossesse, et nécessaire l'opération césarienne. Le docteur Rota dit sagement qu'il lui répugne toujours de porter une main homicide sur un enfant, non moins que de provoquer l'avortement. Ce double aveu est de la plus grande valeur pour nous (dit l'auteur du compte-rendu), qui, dans une thèse orale de doctorat, avons soutenu l'illégitimité de cette pratique, tendant à soustraire, comme le fait bien remarquer le docteur Perolio, aux dangers de l'opération césarienne, une femme qui, douée de son libre arbitre, devrait être responsable de ses actes et devrait en subir les conséquences, quelles qu'elles soient.

Nous citons ces paroles pour montrer avec combien de raison les médecins catholiques, surtout italiens, résistent aux propositions qui nous arrivent de tous côtés et auxquelles ont adhéré quelques-uns de nos collègues par faiblesse et par respect humain; en voyant comment, aujourd'hui, ils reviennent en partie et s'attachent même avec empressement à une opinion contraire qui a aussi ses côtés défectueux, on doit reconnaître que leur conscience était mal à l'aise lorsqu'ils proposaient l'avortement, la crâniotomie, etc.

Nous avons exprimé notre opinion sur la crâniotomie dans quelques pages que nous avons envoyées au directeur de la *Revue Romaine, Acta sanctæ sedis*, lequel la soutenait en théorie ; mais il vint à mourir bientôt et le sujet fut laissé de côté par les continuateurs du journal, et cela pour toujours ; car, grâce à l'opération de Porro, nos adversaires n'insisteront plus sur cette barbare pratique. La crâniotomie aura donc désormais les indications rationnelles d'autrefois, mais ne devra pas être substituée arbitrairement à l'opération césarienne qui était déclarée toujours mortelle. Continuons avec le docteur Rota qui, à la page 10, nous donne une leçon, en écrivant : « Je ne fus pas arrêté par la » pensée des conséquences morales de l'amputation utéro-

» ovarienne , pensée qui troubla le sommeil de quelques-uns à
» conscience trop timorée.—C'est un fait auquel j'ai opposé des
» observations ; et je me suis appuyé sur l'autorité d'un théo-
» logien très-distingué, Mgr Gérémie , docteur Bonomelli, évêque
» de Crémone, par rapport à l'impuissance de la femme, résultant
» de cet acte opératoire, lequel , étant postérieur au mariage, ne
» permet la séparation.»

. Je me trouve d'accord avec le docteur Perolio que , dans le cas
d'une fille nubile, il est permis de pratiquer sans permission l'opération Porro , mais , lorsqu'il s'agit d'une femme mariée , je
demanderai toujours le consentement du mari : sauf, peut-être ,
dans le cas de mort imminente , par hémorrhagie utérine, après
l'opération césarienne, ou par rupture de ce viscère, laquelle peut,
à mon avis, indiquer le nouvel acte opératoire, comme l'expose le
docteur Alessandrini, de l'Athénée de Brescia, ou le docteur Perolio
et moi-même avant lui, chacun dans un mémoire. Je ferai seulement observer qu'on peut mourir malgré cette dernière intervention, et je dirai, de plus, que le plus grand nombre des opérées
y succombent ; tandis que , à ma connaissance, plusieurs femmes
ont survécu à l'opération césarienne. Il faut ajouter à cela la
stérilité qui s'en suit nécessairement pour la femme (qui, après
l'opération césarienne , peut encore devenir mère) , ainsi que la
perte qu'elle doit subir dans son caractère, ainsi que je l'avais
soupçonné et comme le docteur Natale Zoïa vient de le confirmer.
Si j'élève ma faible voix une deuxième fois contre l'abus de la
proposition Porro, c'est seulement pour accomplir un devoir, pour
qu'on ne soit pas autorisé à dire que tout le monde y adhère
aveuglément. Ce que les chirurgiens anglais et américains avaient
déjà fait *par accident*, l'accoucheur de Pavie a eu le mérite de
l'établir rationnellement : mais il ne faut pas en faire une panacée,
ni mépriser les obstacles *moraux* qui parfois s'y opposent.

Revenons à l'observation.

Le **23** du mois d'août, après la rupture des membranes, dans l'impossibilité de faire l'accouchement par les voies naturelles, on chloroformise la malade et l'on procède à l'opération Porro, avec toutes les modifications suggérées par le docteur Rota. L'anse de fil de fer était adaptée à un serre-nœud de Cintrat et fut fixée avec une épingle sur la cavité du col utérin plutôt que sur l'ovaire. La petite fille a vécu. Le traitement consécutif de l'opérée n'a pas présenté de phénomènes spéciaux, ni ceux de la puerpéralité si redoutés, du moment qu'il n'y avait plus dans l'organisme le viscère qui en est le siége.

A cette dernière cause se rapportent avec quelque fondement les graves accidents des femmes accouchées, surtout dans les établissements et après l'opération césarienne, qui laisse l'utérus blessé dans l'abdomen.

Mais, comme je l'ai fait remarquer dans la même revue, les progrès de la chirurgie, la suture élastique, la galvanocaustie peut-être, le pansement antiseptique., non moins qu'une bonne thérapeutique, jointe à l'observance la plus scrupuleuse des règles de l'hygiène, peuvent faire que l'opération réussisse à sauver mère et enfant, en permettant en même temps à la première d'avoir d'autres enfants.

Nous nous dispensons de donner la liste de toutes les opérations Porro, jusqu'à présent exécutées et publiées, ainsi que de réfuter sa proposition finale qui ne ne doit plus être mise en question.

J'ai tenu à donner la traduction complète de cette note qui répond bien au sentiment que j'ai exprimé plus haut concernant la responsabilité morale qui incombe au chirurgien; lorsque, sans *nécessité absolue*, il se décide a pratiquer l'utéro-ovariotomie dans des cas où la femme, liée par le mariage, ne saurait seule disposer de sa vie et de ce qui la constitue épouse et mère.

Un mot de l'emploi prolongé du chloroforme accompagné de vomissements violents. Je crois que, dans un cas de ce genre, si l'on a affaire à une femme énergique, courageuse, l'anesthésie doit être rejetée. Car, comme le dit Harris, elle amène l'inertie utérine et occasionne des vomissements. *L'anesthésie locale devra être préférée*. Dans notre hystérotomie, l'indocilité de la malade nous eût, sans le chloroforme, rendu l'opération impossible. Je n'oserais affirmer que les injections d'ergotine nous aient rendu quelque service.

En résumé, nous dirons : les sutures de l'utérus, même en grand nombre (8), peuvent, dans les cas d'insertion du placenta sur la paroi antérieure de cet organe, donner de bons résultats.

Elles peuvent empêcher d'avoir recours à l'amputation utéro-ovarienne ; elles sont parfaitement supportées, sans provoquer dans la matrice ou dans la cavité abdominale aucune réaction inflammatoire.

DEUXIÈME OBSERVATION.

*Ostéomalacie. — Opération pratiquée le 9 juillet avec
succès pour l'enfant, suivie de la mort de la mère
par hémorrhagie.*

Je transcris textuellement la note prise lors du premier examen ;
l'autopsie nous démontrera son exactitude.

La nommée M..., âgée de **37** ans, se présente à notre examen
le **18 février 1879.**

Cette femme dont la taille est très-petite, qui est pliée fortement
en avant, nous dit qu'après avoir été de taille ordinaire, sans
urvation de la colonne vertébrale et sans déviation du bassin,
elle a commencé il y a douze ans, à l'âge de 25 ans (deux ans avant
son mariage), à éprouver une légère déviation qui a été en s'accen-
tuant, surtout à sa première grossesse. Arrivée à terme, elle put,
au moyen de très-violentes tractions pratiquées avec le forceps
par deux accoucheurs, mettre au monde un enfant mort de belle
dimension.

On lui conseilla alors, dans le cas de nouvelle grossesse, de
venir se faire opérer à l'hôpital dès qu'elle serait à 7 mois 1/2,
pour obtenir un enfant vivant : ce qu'elle fit. On employa les

douches utérines deux fois par jour, et après dix douches, les contractions furent assez fortes pour que l'on cessât ce moyen et que le travail continuât. Mais, nous raconte cette femme, l'enfant se présenta par les pieds, et l'écoulement des eaux étant complet, les contractions utérines très-énergiques, il fut impossible (les médecins ayant été appelés trop tard) de pratiquer la version céphalique comme on aurait désiré le faire. Malgré cela, l'enfant fut extrait vivant par M. Pilat (7 mois, 3 semaines); il put être baptisé, mais ne tarda pas à succomber (¹).

Depuis cette époque, surtout dans ces derniers temps, la femme M... s'incline de plus en plus en avant et sur le côté droit. Son mari qui l'avait quittée depuis un an et demi est revenu chez elle du 8 octobre 1878 à la fin de ce mois. La grossesse, assure-t-elle, ne pourrait remonter à une époque antérieure. Depuis quelque temps elle perçoit les mouvements actifs du fœtus M..., fort intelligente, rend parfaitement compte de tout ce qui s'est passé et de ce qu'elle éprouve actuellement.

A l'examen, voici ce que nous constatons. Les jambes et les cuisses ne sout pas incurvées, elles sont parfaitement droites, pas de rachitisme dans le premier âge, pas de traces d'anciens abcès sur le cou ou sur quelqu'autre partie du corps.

Le ventre est pointu, très-saillant malgré l'époque peu avancée de la grossesse : les vêtements étranglent les parois abdominales ; en passant la main sur la région lombaire, sur le bassin et sur le sacrum on ne rencontre pas d'ensellure.

Au toucher, je constate une hauteur des pubis presque double

---

(1) L'observation a été publiée en détail par cet accoucheur dans les *Annales de Gynécologie.*

de ce qu'elle est normalement, avec saillie en avant de la symphyse.

En pénétrant profondément dans le vagin, la paroi postérieure présente une bride cicatricielle considérable, épaisse, résistante qui diminue le calibre du vagin à un point tel que le cul-de-sac postérieur a complètement disparu.

Cette femme raconte, du reste, qu'à la suite du premier accouchement après les applications réitérées du forceps, elle eut à subir un traitement de plusieurs mois pour lésions du canal vaginal. Arrivé à une certaine hauteur, le doigt pénètre dans un canal rétréci formé en arrière par le tissu de cicatrice, en avant par le pubis. Malgré les plus grands efforts, c'est à peine si l'on peut atteindre le col.

L'auscultation ne permet pas d'entendre les bruits du cœur du fœtus, mais la main appliquée sur les parois abdominales perçoit très-nettement ses mouvements actifs. Il n'y a donc pas d'erreur au point de vue de la grossesse. Elle doit être de quatre mois environ, les dernières règles ayant eu lieu à la fin de septembre, et la femme n'ayant eu de rapports avec son mari qu'à partir du 8 octobre.

Ce cas me paraît très-intéressant et d'une extrême gravité. Les raisons qui ont fait penser à l'accouchement prématuré artificiel à 7 mois 1/2 lors de la seconde grossesse sont aussi graves qu'à cette époque ; l'ostéomalacie s'est accentuée de plus en plus. Les brides cicatricielles seront un obstacle sérieux à la dilatation du canal vaginal lors de l'accouchement. Aussi avons-nous recommandé à cette femme de venir d'ici un mois ou deux se faire examiner à l'hôpital.

Il me semble donc, vu le rétrécissement du bassin, vu le rétrécissement du vagin, vu le peu de succès de l'accouchement prématuré artificiel, qu'il y aura lieu après plusieurs examens répétés et de sérieuses réflexions de penser à l'opération césarienne qui seule sera capable de sauvegarder avec le plus de chances de succès la vie de la mère et celle de l'enfant.

Telle était la note prise immédiatement après la première visite.

8 avril, — nouvel examen. — Grossesse de 6 mois.

Le 6 juin, la femme M..., insistant sur les détails donnés précédemment, nous affirme de nouveau que jusqu'à l'âge de 25 ans elle a toujours joui d'une très-bonne santé. Du reste, une photographie faite à cette époque la montre de belle taille, sans incurvation de la colonne vertébrale, et confirme l'exactitude de ses paroles..

En résumé : 1re grossesse **27** ans, ostéomalacie dont le début remonte à 2 ans (**25** ans).

2me grossesse. — Déviation en avant de plus en plus prononcée. — Inclinaison sur le côté droit

3me grossesse (octobre). — Le travail ostéomalacique continue. — Taille **1** mètre **20** centimètres, diamètre sacro–souspubien 10 à 10 centimètres 1/2, dont il faut défalquer au moins 1 centimètre 1/2 vu la hauteur des pubis. En promenant le doigt dans la cavité du bassin, il est facile de reconnaître que tous les diamètres sont diminués surtout au détroit inférieur. De plus, la saillie en avant de la symphyse pubienne enlève à la cavité une partie de son étendue et diminue les diamètres antéro-postérieurs. — Angle sacro-vertébral peu proéminent. — Saillie de l'articulation de la première et de la seconde vertèbre sacrées.

La femme M... entre à l'hôpital le 3 juillet. Un nouvel examen confirme les détails donnés plus haut. C'est à peine si, par le toucher, on peut, en introduisant deux doigts, arriver jusque sur le col. L'auscultation permet d'entendre très-nettement les doubles bruits du cœur fœtal dont le maximum est en haut et à gauche, nous avons donc une présentation du siége en première position S. I. G. A. — 134 pulsations. — De plus en haut et à droite, pointe saillante du coude, plus bas, vers la droite, saillie du pied.

En parcourant avec soin toute la paroi abdominale, on perçoit, mais d'une manière peu prononcée en haut et à droite, *le souffle utérin sans battements*, souffle qui disparaît avec une extrême facilité.

Répétons ce que nous avons dit plus haut, *et l'autopsie l'a nettement démontré*, le bruit de souffle ne se passe pas dans des vaisseaux qui vont de l'utérus au placenta ; car, dans ce cas, le délivre s'attachait sur le *côté gauche de l'utérus*, en partie sur la paroi antérieure, en partie sur le bord gauche et sur la paroi postérieure. Or, en cet endroit, aucun bruit n'a pu être entendu.

Dans la journée du 7, douleurs légères ; — le 8, douleurs plus prononcées ; — le 9, les contractions se rapprochent, deviennent vives, — la dilatation s'opère et, à 10 heures du soir, la poche des eaux se rompant spontanément, on procède à l'opération. Cette femme, épuisée par les fatigues d'un travail de couturière qui doit la faire vivre, par le chagrin de l'abandon de son mari, est très déprimée et se trouve dans de mauvaises conditions au point de vue de la résistance physique, mais le moral est excellent. Elle est pleine de courage et de confiance.

Mon habile collègue, le docteur Jeannel, administre le chloroforme. J'opère en présence de MM. Desplats, Domec et Eustache.

Le ventre est très saillant, l'espace laissé entre le pubis et le thorax étant très-restreint. Les parois abdominales sont très-minces et l'on arrive rapidement sur l'utérus, dont la coloration grise ardoisée est tout-à-fait différente de celle de notre première opérée qui était d'un rouge foncé.

Je cherche encore, *mais en vain,* à percevoir le bruit de souffle dans l'endroit où je l'avais entendu et dans les environs. Il est probable que le contact du sthétoscope excite des contractions dans l'utérus, dont la sensibilité est excitée, contractions qui font disparaître ce souffle.

L'utérus est incisé et l'enfant du sexe masculin (**134** pulsations), est extrait bien vivant, dans d'excellentes conditions de santé.

Plusieurs fois le pouls devenant filiforme, on suspend l'emploi du chloroforme.

L'hémorrhagie abondante continue pendant un temps assez long. Le sang s'épanche dans la cavité abdominale et à l'extérieur. — La femme s'affaiblit visiblement. — J'espère toujours la rétraction de l'organe qui s'opère lentement, difficilement; et, au lieu d'appliquer sur l'utérus des sutures qui, quelques jours auparavant, m'avaient si complètement réussi, *ou bien d'enlever sans hésitation l'utérus et les ovaires,* suivant trop à la lettre les conseils des auteurs qui insistent pour que la plaie soit abandonnée à elle-même, j'eus le tort, *et ce fut une grande faute,* de fermer la plaie extérieure, dont la partie inférieure resta entr'ouverte, sans tarir l'écoulement utérin.

L'opérée se réveilla facilement, demanda à voir son enfant, put absorber un peu de vin sucré. Mais, deux heures plus tard, elle mourait d'hémorrhagie, ainsi que les pièces du pansement et l'autopsie l'ont nettement démontré.

Rien ne saurait exprimer mes regrets dans cette circonstance et, le cas échéant, ce fait malheureux me servira de leçon.

L'autopsie, on le comprend, présentait un grand intérêt au point de vue du bassin, au point de vue des causes de la mort et de la rétraction incomplète de l'utérus.

Une quantité considérable de sang est épanchée dans le bassin et dans l'abdomen. Mais ce qui explique la persistance de l'hémorrhagie c'est que l'incision avait porté un peu sur la paroi antérieure de l'utérus et surtout sur son fond. L'espace restreint compris entre le pubis et la cage thoracique ne lui avait pas permis de se présenter par sa face antérieure.

Dans un cas de ce genre, il faudra toujours, après s'être assuré de la position de l'organe, avoir soin de l'attirer en haut avec un tenaculum ou des pinces à griffes, de manière à être sûr du lieu où portera l'incision qui devra se faire le plus bas possible. Dans cette circonstance, les *sutures étaient indispensables*.

La lèvre postérieure du col ne faisait qu'un avec le vagin dont le cul-de-sac postérieur avait complètement disparu par suite des brides cicatricielles consécutives aux lésions du premier accouchement. La largeur du canal vaginal était donc notablement diminuée dans le fond, ainsi que le premier examen nous l'avait démontré. Mais, bien que j'aie constaté *par la vue*, une de ces brides près de la vulve pendant *la vie*, il me fut impossible d'en retrouver les traces.

Le bassin devait surtout attirer l'attention. Tous les diamètres étaient modifiés et l'ouvrage de Naegelé donne les figures de plusieurs bassins du même genre dont la conformation vicieuse avait nécessité, de la part de M. Stoltz, l'opération césarienne.

Détroit supérieur.

Diamètre sacro-pubien, 10 centimètres, dont il faut déduire 2 cent. pour l'angle aigu de la symphise pubienne.

Diamètre oblique, 11 cent.

— transverse, 10 cent.

Détroit inférieur.

Diamètre coccy-sous-pubien, 8 cent.

— bi-ischiatique, 7 cent.

— oblique, 9 cent.

Distance d'une épine iliaque antéro-supérieure à l'autre, 23 cent.

Distance entre les deux crêtes iliaques au point où elles sont le plus écartées, 24 cent. 1/2.

Si l'on tire une ligne horizontale du bord supérieur de la symphise pubienne vers le promontoire, on arrive sur la partie supérieure de la dernière vertèbre lombaire.

Nous sommes donc en présence d'un bassin diminué dans toutes ses dimensions, et si l'on réfléchit que, dans le bassin régulièrement trop petit, la mort de la mère et de l'enfant est la règle, quelque procédé opératoire que l'on emploie, on est autorisé à admettre que dans un bassin ostéomalacique de cette espèce, où tous les diamètres étant diminués, on n'a même pas cette *régularité* relativement favorable des bassins *régulièrement* trop petits, l'opération césarienne reste la seule ressource capable de sauvegarder avec des chances de succès ces deux existences si sérieusement menacées.

Voici, du reste, la statistique relevée dans l'ouvrage de MM. Lenoir, Tarnier et Sée, touchant les bassins régulièrement trop petits :

Sur 10 cas, 8 morts pour les mères, malgré l'emploi du forceps, du céphalotribe, malgré l'accouchement prématuré artificiel ;

9 morts pour les enfants ;

Total : 17 morts sur 20 personnes.

Comme conséquences pratiques de ces deux opérations, nous dirons :

1° Les sutures sont inoffensives et peuvent, même dans les cas les plus graves (insertion du placenta sur la paroi antérieure de l'utérus), donner de bons résultats en arrêtant l'hémorrhagie et en dispensant de l'opération de Porro ;

2° On ne saurait, dans bien des cas, les négliger sans compromettre la vie de la femme ;

3° Il faut s'assurer, avec le plus grand soin, que l'on n'incise pas le fond de l'utérus ;

4° Les opérations pratiquées peu de temps après la rupture des membranes, ou au moment d'une dilatation suffisante, assurent la vie de l'enfant ;

5° Le chloroforme à haute dose diminue les contractions utérines et la rétraction indispensable après l'opération ;

6° L'auscultation de l'utérus mis à nu démontre que le bruit de souffle sans battements ne se passe pas dans les vaisseaux utéro-placentaires comme le croyait M. Stoltz.

La sensibilité de l'organe au contact d'un corps étranger, la contraction qui en est la suite, la compression, quelque légère qu'elle soit, exercée par le sthétoscope : telles doivent être les causes qui empêchent d'entendre le bruit de souffle superficiel signalé par M. Depaul.

En même temps que nous observions à Lille les deux faits dont je viens de donner la description, une opération césarienne était pratiquée à l'hôpital de Calais avec succès pour la mère et pour l'enfant.

En résumé, et c'est la dernière conclusion que je veux tirer (elle frappe les yeux de tout médecin que la passion n'aveugle pas) :

L'opération césarienne *faite à temps* est une excellente opération. Elle a donné en même temps, dans *deux hôpitaux différents*, comme résultats :

5 personnes sauvées sur 6.

Que la céphalotripsie nous montre de pareils chiffres !

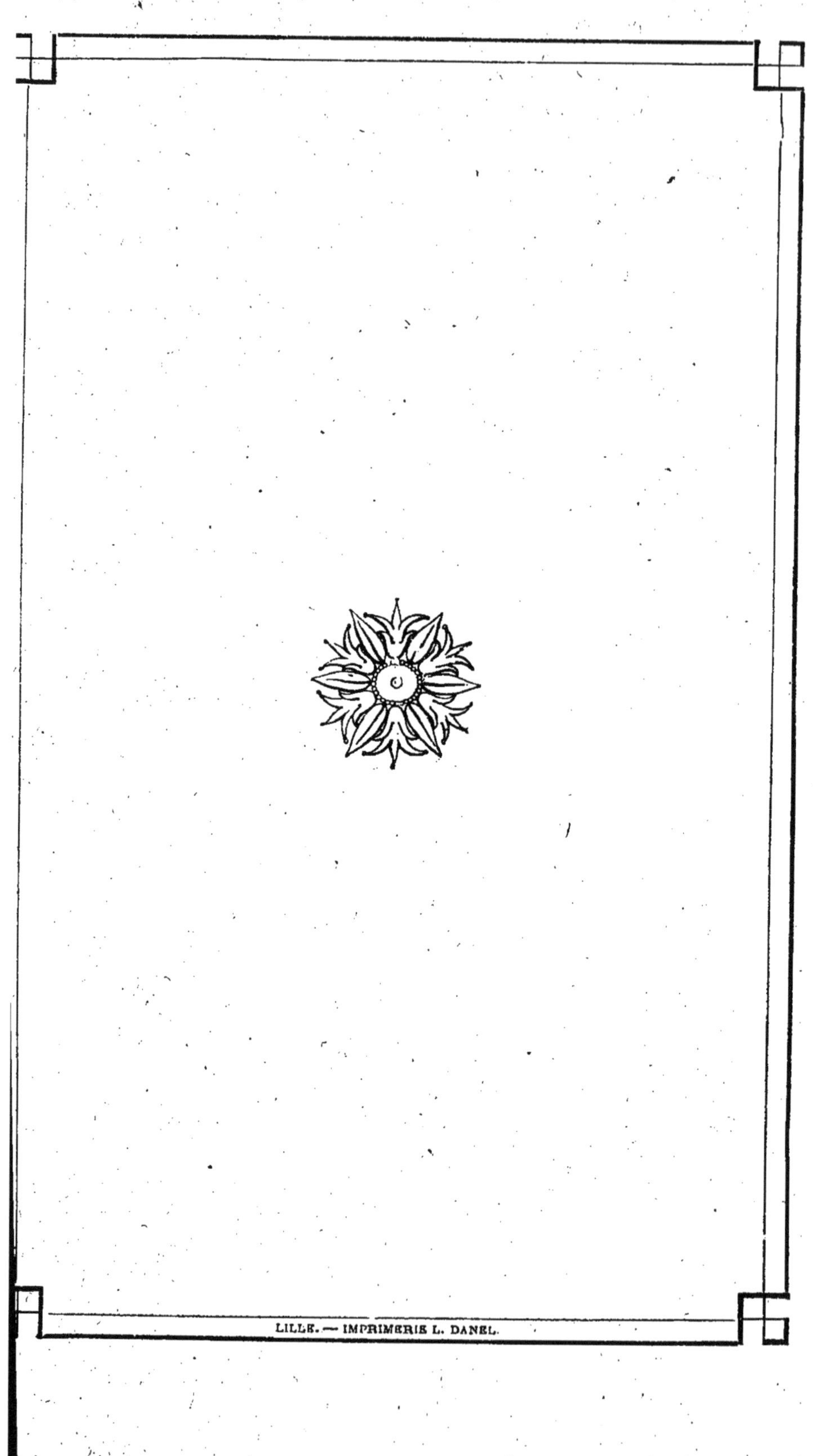

LILLE. — IMPRIMERIE L. DANEL.